BEI GRIN MACHT SICH IHR WISSEN BEZAHLT

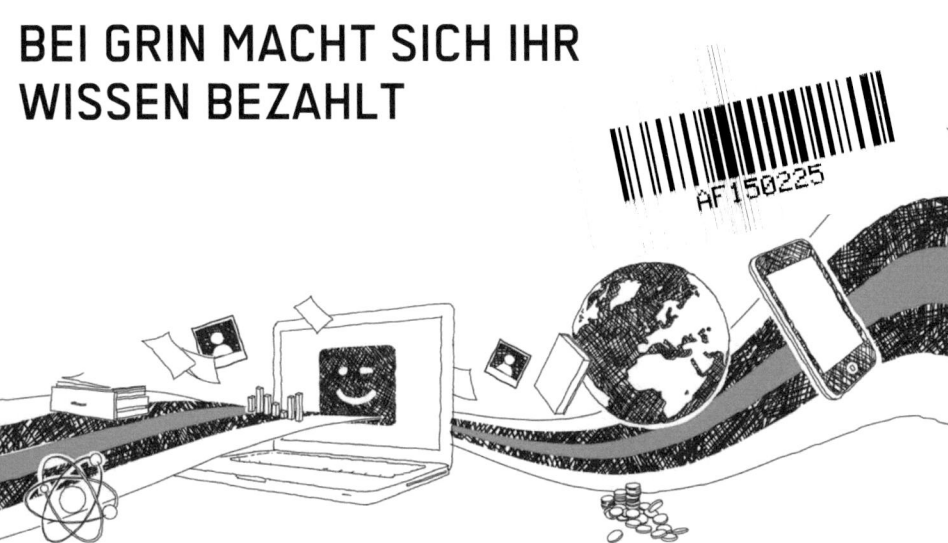

- Wir veröffentlichen Ihre Hausarbeit,
  Bachelor- und Masterarbeit

- Ihr eigenes eBook und Buch -
  weltweit in allen wichtigen Shops

- Verdienen Sie an jedem Verkauf

Jetzt bei www.GRIN.com hochladen
und kostenlos publizieren

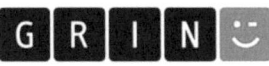

Jan Kliemann

Membrane microdomains in disease - Lipid rafts

GRIN Verlag

Bibliografische Information der Deutschen Nationalbibliothek:

Die Deutsche Bibliothek verzeichnet diese Publikation in der Deutschen National-
bibliografie; detaillierte bibliografische Daten sind im Internet über http://dnb.d-
nb.de/ abrufbar.

Impressum:

Copyright © 2005 GRIN Verlag GmbH
Druck und Bindung: Books on Demand GmbH, Norderstedt Germany
ISBN: 978-3-656-13503-6

Dieses Buch bei GRIN:

http://www.grin.com/de/e-book/189314/membrane-microdomains-in-disease-lipid-
rafts

GRIN - Your knowledge has value

Der GRIN Verlag publiziert seit 1998 wissenschaftliche Arbeiten von Studenten, Hochschullehrern und anderen Akademikern als eBook und gedrucktes Buch. Die Verlagswebsite www.grin.com ist die ideale Plattform zur Veröffentlichung von Hausarbeiten, Abschlussarbeiten, wissenschaftlichen Aufsätzen, Dissertationen und Fachbüchern.

Besuchen Sie uns im Internet:

http://www.grin.com/

http://www.facebook.com/grincom

http://www.twitter.com/grin_com

Aus dem Institut für Pharmakologie

der Medizinischen Fakultät der Charité-Universitätsmedizin Berlin

HAUSARBEIT

Thema: Membrane microdomains in disease

vorgelegt der Medizinischen Fakultät der Charité-Universitätsmedizin Berlin

von

Jan Kliemann

aus Hoyerswerda

Inhaltsverzeichnis

1.) EINLEITUNG

Seit der Formulierung der Theorie des "Flüssig-Mosaik-Modells" durch Singer und Nicolson, deren Grundlagen bis heute weiterhin Gültigkeit besitzt, sind inzwischen schon einige Jahre vergangen. Die Physiologie und Biochemie von biologischen Membranen ist seitdem zu einem äusserst wichtigen Thema in vielen Bereichen der Wissenschaft geworden. Neue Verfahren wurden entwickelt, neue Ansätze gefunden und alte Ansichten präzisiert oder gar geändert.

Die vor ungefähr fünfzehn Jahren erstmals so genannten "Lipid rafts" (kurz: Rafts) sind ein solcher neuer Ansatz. Es handelt sich dabei um eine Form von Mikrodomänen, die durch eine bestimmte Zusammensetzung von Lipiden gekennzeichnet ist und deren Funktionen sich als äusserst vielfältig erwiesen haben. "Lipid rafts" sind beteiligt an der Endozytose, der Signaltransduktion, der Membranbiosynthese und der Pathogenese zahlreicher Krankheiten. Insbesondere aufgrund dieses letzten Punktes, haben sie auch in der medizinischen Forschung Aufsehen erregt.

Ich werde diese Arbeit mit geschichtlichen Hintergründen, Definitionen und Abgrenzungen zu anderen ähnlichen Begriffen, und dem Aufbau von "Lipid rafts" beginnen.

Es folgt eine Erläuterung von zwei ihrer Funktionen, nämlich der Endozytose und des Membranstoffwechsels..

Punkt vier enthält eine Diskussion über die Raft-abhängige Signaltransduktion, welche durch den Antikörper IgE an Mastzellen zur Ausschüttung von Histaminen führen kann.

Als fünften Punkt setze ich mich stellvertretend anhand des HIV mit dem Problem auseinander, wie parasitäre Mikroorganismen "Lipid rafts" für ihre Zwecke nutzen.

Abschließend folgt eine Zusammenfassung, in der ich auch verbleibende, mehr oder weniger ungeklärte Fragen zum Thema benennen möchte.

2.) WAS SIND "LIPID RAFTS"?

(geschichtliches, Aufbau, Definitionen)

Als Singer und Nicolson das "Flüssig-Mosaik-Modell" beschrieben, schlossen sie nicht aus, dass es durchaus geordnetere Abschnitte in Membranen geben könnte. Sie gingen damals aber davon aus, dass diese keine spezifischen Aufgaben im Rahmen der Zellfunktion hätten. So wurden zum Beispiel Interaktion mit Membranproteinen für nicht wahrscheinlich gehalten.

Die Biophysik, welche sich Modell-Membranen (in vitro-Membranen) bediente und auch heute noch bedient, fand drei verschiedene Phasen von Lipid-Doppelschichten. Diese umfassten Gel-, flüssig-geordnete und flüssig-ungeordnete Zustände, aufgezählt nach zunehmender Fluidität. Im Gel-Zustand sind die Lipide halb gefroren, während am anderen Extrem, dem flüssig-ungeordneten Zustand, die gesamte Lipid-Doppelschicht so charakterisiert ist, wie es auch im Singer-Nicoloson-Modell angenommen wird.

Trotz der detaillierten Darstellung und Erforschung von Modell-Membranen, war es sehr schwer zu zeigen, dass diese genannten Zustände auch tatsächlich in der komplexen Umgebung lebender Zellen vorhanden sind (2).

Die Forderung nach dem Vorhandensein von "Lipid rafts" wurde als Lösung eines spezifischen Problems angesehen. Die Zellbiologen beschäftigte die Frage, wie die Zuordnung von bestimmten Membranbestandteilen, sowohl Lipiden als auch Proteinen, an morphologisch und funktionell polarisierten Zellen vonstatten ging. Ihre Forschung stützte sich hauptsächlich auf die Analyse apikaler und basolateraler Membranabschnitte an Epithelzellen (1,2).

Im Ergebnis stellte man fest, dass der apikale, im Vergleich zum basolateralen, Teil einen höheren Anteil an Glykosphingolipiden (GSL) enthielt. Dieser Unterschied wurde der Sortierung von Lipiden und Proteinen im Golgi-Apparat zugeschrieben. Ganze Membranfraktionen sollten auf diese Weise zusammenhängend zur apikalen Zelloberfläche transportiert werden. Weiterhin wurde eine starke Neigung dieser Abschnitte zur Ausbildung von Wasserstoffbrückenbindungen beobachtet.

Dieses führte zu einer ersten Definition von "Lipid rafts". Im sogenannten "Proto-lipid-raft-Modell", wurden sie als duch Wasserstoffbrücken-verbundene GSL, mit assoziierten

4

Proteinen definiert. Diese Proteine, welche einfach nur gefangen oder speziell gebunden in diesen Membranabschnitten vorkamen, sollten auch die Signalfunktion für den gerichteten Transport zum apikalen Pol, innehaben (1).

In der Folgezeit wurden zwei weitere Definitionen entwickelt.

Beide entstanden aufgrund der Beobachtung, dass Glykosylphosphatidylinositol (GPI)-verankerte Membranproteine konzentriert an der apikalen Seite von polarisierten Epithelzellen vorkamen. Diese Parallele zwischen GSL und GPI-verankerten Proteinen legte nahe, dass beide Klassen von Molekülen derselben Einheit zuzuordnen waren- sowohl beim Transport, als auch beim Aufbau der Membranen. Desweiteren wurde festgestellt, dass beide Bestandteile für sich, unlöslich in dem neutralen Lösungsmittel Triton X-100 waren, insbesondere in Anwesenheit von Cholesterol. Weitere Experimente zur Untersuchung der Bedeutung von Cholesterol kamen zu der Feststellung, dass ein Mangel an selbigem (hervorgerufen durch Behandlung von Zellen mit Saponin, um das Sterol zu binden), starken Einfluss auf das Löslichkeitsverhalten der Membranabschnitte ausübte. Ab diesem Zeitpunkt war klar, dass für die Bildung von "Lipid rafts" nicht allein GSL, sondern auch Cholesterol notwendig ist.

Eine Definition, die sich auf den Aufbau von "Lipid rafts" bezieht, beschreibt diese nun als Zusammenschluss bestimmter Proteine mit einem Lipid-reichen Komplex, der in kaltem Triton X-100 unlöslich ist.

Eine zweite, welche "Lipid rafts" in Zusammenhang mit der Zellfunktion setzt, spricht von einem Subjekt, bei welchem Cholesterol-Mangel jeglicher Art, zu Funktionsstörungen führt (1).

Beim Durcharbeiten von wissenschaftlichen Veröffentlichungen zu diesem Thema merkt man sehr schnell, dass es keine einheitlich anerkannten Definitionen für den Begriff der "Lipid rafts" gibt.

Weiterhin abzugrenzen sind Begriffe wie Mikrodomänen, DRMs und Caveolae, welche zusätzliche Verwirrung stiften.

Mikrodomänen bezeichnen Membranabschnitte jeglicher Art, die eine gewisse Ordnung besitzen, und die nicht durch das pure Flüssig-Mosaik-Modells erklärt werden können.

Sowohl DRMs, als auch Rafts und Caveolae sind Untergruppierungen von Mikrodomänen.

DRMs, für "Detergent-Resistant-Memranes", Lösungsmittelresistente Membranen, beschreiben die Zustandsform eines Memranabschnittes, welcher gleichzusetzten ist mit einer Lipid-Doppelschicht im flüssig-geordneten-Zustand. DRMs können aus fast allen Säugetierzellen isoliert werden, wobei unreife Oligodendrozyten und hippokampale Neurone eine Ausnahme bilden. Zu bemerken ist, dass der Anteil sowohl an Sphingomyelin, als auch DRMs während der Reifung dieser Zellen zunimmt, was nahelegt, dass ein hoher Anteil an Sphingolipiden zur Bildung von DRMs notwendig ist (3). An dieser Stelle sei auf den möglichen Fehler hingewiesen, "Lipid rafts" und DRMs gleichzusetzten. Zwar weisen erstere die Eigenschaften von letzteren auf, aber im Aufbau sind Unterschiede zu verzeichnen. Denn während "Lipid rafts" nach ihrer Zusammensetztung definiert, aus GSL und Cholesterol bestehen (1), werden als Hauptbestandteile von DRMs nur GSL gesehen, die aber auch nicht immer vorhanden sein müssen. Zitat: "Obwohl Sphingomyelin- und Cholesterol-reiche DRMs aus Säugetierzellen, die keine GSL enthalten, isoliert werden können, sind diese Lipide nicht absolut notwendig für die Ausbildung von DRMs (3)."

Was sind nun Caveolae?

Caveolae werden als Subtyp von Rafts angesehen (2), oder präzieser, als kleine Zell-Invaginationen, die, je nach Zellart, aus den 22-kDa Proteinen, Caveolin -1, -2, -3, und verbundenen Rafts bestehen (2, 3, 4). Auch hier hat die Definition ihre Grenzen, da ihre Morphologie unter bestimmten Umständen verändert werden kann. Zum Beispiel kann der Grad der Invagination reguliert werden, bis dahin, dass sie gar nicht mehr auszumachen ist (3). Dieses sollte im Hinterkopf behalten und kritisch bewertet werden.

Caveolae kommen in zahlreichen Zelltypen, wie Adipozyten, Endothelzellen und glatten Muskelzellen vor. Das Vorhandensein von Caveolin, jedoch, beschränkt sich nicht nur auf die Zellmembran, wo es als Bestandteil von Caveolae unter anderem der Endozytose und Signaltransduktion dient, sondern es ist auch in Golgi-Apparat und Golgi-Vesikeln zu finden (, wo bisher keine Caveolae nachgewiesen werden konnten). Seine dortigen Funktionen bleiben bisher nur Vermutungen. Einige Beobachtungen legen aber nahe, dass Caveolin, neben der Golgi-Vesikelbildung auch am Cholesterol-Stoffwechsel Anteil haben könnte (3).

Zusammenfassend kann man sagen:

Alle Caveolae bestehen aus Rafts. Alle Rafts bestehen aus DRMs. Aber DRM-Vorkommen beschränkt sich nicht auf Caveolae und Rafts.

3.) FUNKTIONEN VON "LIPID RAFTS" I

(Endozytose, Membranstoffwechsel)

Wie schon erwähnt, sind die Funktionen von Rafts äusserst vielfältig.

In diesem Abschnitt möchte ich mich nur mit der Endozytose und dem Membranstoffwechsel auseinandersetzten.

Die Punkte drei und vier bieten eine genauere Erläuterung der Signaltransduktion, am Beispiel der IgE-abhängigen Mastzellaktivierung, und der Nutzung von Rafts durch Pathogene, stellvertretend diskutiert am HIV.

In Sachen Endozytose ist zu sagen, dass es grundsätzlich mehrere Arten gibt, von denen drei Raft-abhängig sind.

Der klassische Weg, ist die Clathrin-vermittelte Endozytose, welche Raft-unabhängig ist. Bei ihr spielt das Protein Clathrin eine zentale Rolle. Dabei werden mehrere Schritte durchlaufen- von der Bildung von "Clathrin-coated-pits" (CCP) über "Clathrin-coated-vesicles" (CCV) bis zur Bildung früher Endosomen (5). Es ist der am meissten durch Viren genutze Weg und dementsprechend gut ist er untersucht.

Der zweite Raft-unabhängige Mechanismus ist die Makropinozytose. Sie wird von Zellen genutzt, um große Mengen an Stoffen aufzunehmen. Es ist dementsprechend ein relativ unspezifischer Prozess.

Unter den drei bisher bekannten Raft-assoziierten Endozytosen gibt es eigentlich nur eine sehr wichtige und besser verstandene, nämlich die durch Caveolae.

Die anderen beiden scheinen nur alternative Rollen zu spielen, zum Beispiel in Zellen, in denen kein Caveolin vorhanden ist (Beispiele: s.o.). Deswegen ist auch recht wenig über sie bekannt.

Anders bei der Caveolae-vermittelten Endozytose.

Im Gegensatz zur Clathrin-vermittelten Endozytose, ist die Internalisation von Caveolae ein getriggerter Vorgang. Dieses kann geschehen durch den Zusammenschluss von Raft-Komponenten, wie GPI-verankerten Proteinen mit anderen für die Zellfunktion wichtigen Proteinen. Diese Cluster werden in Caveolae gebunden, woraufhin eine Signaltransduktionskaskade ausgelöst wird. Nächste Schritte sind Tyrosin-Phosphorylierung, Depolymerisation des randständigen Aktin-Skelettes und lokaler Phosphatidylinosotol 4,5-

Bisphosphat-Bildung. Daraufhin werden Aktin und Dynamin, beide mit spezifischen Aufgaben ausgestattet, in die Caveolae aufgenommen und die Vesikel in das Zytosol überführt.

Nach der Internalisierung überliefern die Caveolae-Vesikel ihren Inhalt an Membran-gebundene zytoplasmatische Organellen, die Caveosomen. Normalerweise sind sie stabil, stationär und Cholesterol-reich. Wenn etwas von den endozytierten Vesikeln in sie überführt wird, verändert sich ihr Verhalten. Sie werden dann dynamischer und beginnen an Mikrotubuli zum glatten ER zu wandern, dem Ende der endozytotischen Reise (5).

Auf diese Art und Weise wie eben erläutert, verläuft die Endozytose des Simian-Virus 40 (SV40). Es handelt sich dabei nur um eine mögliche Route der Caveolae-vermittelten Endozytose. Untersuchungen legen beispielsweise nahe, dass bei Caveolae-vermittelter Endozytose durchaus auch klassische Endozytose-Organellen wie Endosomen eine Rolle spielen könnten. Ein Fakt, der darauf hinweist, ist das Vorhandensein von Caveolin in Endosomen. Vielleicht ist der Stoffwechsel zwischen Caveosomen und Endosomen wichtig für das Recycling von Caveolae (5).

Zur Rolle von "Lipid rafts" im Membranstoffwechsel gibt es sehr diverse Meinungen. Weniger, ob sie beteiligt sind, sondern vielmehr, in welchem Umfang. Ziel der Forschung war und ist die Beteiligung von Rafts an endozytotischen und sekretorischen Wegen zu untersuchen. Während das Vorhandensein von Rafts als Bestandteil der Plasmamembran weitestgehend angenommen wird, gestaltet es sich mit dem Auffinden selbiger in internen Zellorganellen deutlich schwieriger. Bisher ist kein direkter Nachweis gelungen (3).

Untersuchungen zu diesem Thema stützten sich wiederum auf polarisierte Zellen, wie zum Beispiel Epithelzellen. Dabei wird von einigen Forschern angenommen, dass Lipide durch ihre unterschiedliche Affinität zu Rafts sortiert werden könnten. Selbiges gälte für Proteine, von denen einige mehr und andere weniger Bestreben besitzten, sich in Rafts einzugliedern. Man geht davon aus, dass GSL-reiche Rafts, welche zur apikalen Seite gerichtete Proteine enthalten, sich im Golgi-Apparat bilden, um dann in Transport-Vesikeln zur Oberfläche zu gelangen.

Auf der anderen Seite gibt es Meinungen, die die Rolle von Proteinen im Sortier-Vorgang mehr in den Vordergrund rücken. Ein Beispiel betrifft GPI-verankerte Proteine, die bestimmte Sortier-Einheiten, "sorting signals", enthalten, die die Richtung für die Transport-

Vesikel bestimmen. Wahrscheinlich besitzen einige Proteine sogar nicht nur ein "sorting signal", sondern mehrere. Diese scheinen bestimmten Hirarchien zu unterliegen, welche als rezessiv oder dominant bezeichnet werden, wobei dann eben das dominante die Richtung entscheidet.

Ein Fakt, der dagegen ganz klar für eine Beteiligung von Rafts im Membranstoffwechsel zu sprechen scheint, ist, dass die Reduktion von zellulären Sphingolipid-und/oder Cholesterol-Anteilen zu Störungen im apikalen Transport von Proteinen führt (3).

Am Ende muss man wahrscheinlich feststellen, dass weder die eine, noch die andere Seite die ganze Wahrheit allein für sich beanspruchen kann. Man wird wohl die Gesamtlösung des Problems in der Mitte suchen müssen.

4.) FUNKTIONEN VON "LIPID RAFTS" II
(IgE-Rezeptor-Signaltransduktion)

Die Signaltransduktion wird als die wichtigste Funktion von "Lipid-Rafts" angesehen. Eine der entscheidenden hier zu nennenden Eigenschaften von Rafts, ist die Fähigkeit, Proteine in unterschiedlichem Maße ein- oder auszuschliessen (2), was für die Aktivierung und Deaktivierung selbiger sehr wichtig ist (6).

Proteine, die mit Rafts assoziieren, sind sehr vielfältig. Dies können sein:

1) GPI-verkettete Proteine

2) doppelt-verkettete Proteine, welche sich noch einmal unterscheiden lassen in

    a) Tyrosin-Kinasen

    b) G-Proteine

    c) endotheliale NO-Synthase

3) Cholesterol-verbundene/ Palmiat-verkettete/ transmembranäre Proteine (4).

Das generelle Prinzip der Raft-gebundenen Rezeptoraktivierung, ist, dass der Signalkomplex vor nicht-Raft Enzymen geschützt wird, indem eine neue Mikro-Umgebung entsteht, in welcher dann auch die ersten chemischen Schritte, welche die folgende intrazelluläre Aktivierung bedingen, vonstatten gehen.

Beim hier zu besprechenden IgE-Rezeptor handelt es sich um eine Thyrosin Kinase.

Der Signalweg wird aktiviert, wenn IgE mit seinem Fc-Segment an Rezeptoren

(Fc_SONDZEICHEN 101 \f "Symbol"_RI) an der Plasmamembran von Basophilen und/oder Mastzellen bindet. Fc_SONDZEICHEN 101 \f "Symbol"_RI ist ein Tetramer, bestehend aus einer Alpha-, einer Beta-Kette und zwei Gamma-Ketten. Der transmembranäre Alpha-Teil kann ein IgE-Molekül binden.

Der Rezeptor wird aktiviert, wenn ein oligomeres Antigen an Rezeptor-assoziiertes IgE gebunden wird. Daraufhin kommt es zur Verknüpfung der Rezeptoren ("crosslinking"), was zur Aktivierung einer Tyrosin-Kinase vom Src-Typ, Lyn, führt, welche Abschnitte der intrazellulären Anteile des Fc_SONDZEICHEN 101 \f "Symbol"_RI phosphoryliert. Wahrscheinlich wird durch die Rezeptoraktivierung auch die Raft-Affinität von Fc_SONDZEICHEN 101 \f "Symbol"_RI erhöht. Über weitere Schritte kommt es schließlich zur Aktivierung der Phospholipase C_SONDZEICHEN 99 \f "Symbol"_ (PLC_SONDZEICHEN 99 \f "Symbol"_). Letztendlich resultiert ein Anstieg der Kalzium-Konzentration in Membrannähe, was die Freisetzung von Histamin triggert (2,6).

Ursprünglich nahm man an, dass es sich bei diesem Prozess ausschließlich um Protein-Protein-Interaktionen handelt. Erst später erkannte man, dass die Rezeptoraktivierung zur Neuverteilung von Raft-Komponenten führte. Diese Neuverteilung hat wahrscheinlich Mediatorfunktion im ersten Schritt der Verbindung zwischen Fc_SONDZEICHEN 101 \f "Symbol"_RI und Lyn, unter anderem durch räumliche Annäherung von Rezeptor und Enzym (6).

Diese allgemeine Übersicht kann nicht darüber hinwegtäuschen, dass es noch sehr viele unverstandene Aspekte in diesem Bereich gibt. Als eine zentrale Frage gilt das Problem, wie es zur erleichterten Assoziation von Fc_SONDZEICHEN 101 \f "Symbol"_RI und Lyn kommt. Als oberflächliche Antwort habe ich hier angebracht, dass es sich um eine räumliche Anordungsveränderung handelt. Der genaue Mechanismus bleibt jedoch ungeklärt. Er läuft am Ende auf eine zentrale Frage im Fachgebiet der "Lipid rafts" hinaus: Über welche Mechanismen kommunizieren äusserer und innerer Anteil der Zellmembran (1)? Welche Rolle spielen die Sättigungen der beteiligten Fettsäureketten, welche Rolle spielt das Cholesterol?

Dies sind wichtige Fragen, die nicht nur im Zusammenhang mit IgE-Rezeptor-Signaltransduktion gestellt werden müssen.

5.) FUNKTIONEN VON "LIPID RAFTS" III

(Rafts und HIV)

Man kann bei diesem Kapitel sicher nicht von wirklichen Funktionen sprechen. Jedenfalls nicht im Sinne von Funktionen, die für die reibungslose Arbeitsweise einer Zelle unerlässlich sind.

Es geht hier um den Einfluss, den das HIV auf bestimmte humane Zellen ausübt.

Das HIV ist ein ist ein umhülltes Retrovirus und gehört damit zu den RNA-Viren. Wie alle Viren besitzt es keinen eigenen Stoffwechsel und ist damit, um sich vermehren zu können, auf einen Wirt angewiesen. Diesen findet es im humanen Organismus hauptsächlich in T-Helferzellen.

Der Einfluss von HIV auf T-Helferzellen beginnt mit dem Eintritt in die Zelle.

Der erste Schritt in diesem Zusammenhang, ist die Bindung (Adsorption) des viralen Oberflächen-Glykoproteins gp120 mit CD4-Rezeptoren der T-Helferzellen, wodurch ersteres eine Konformationsänderung erfährt. Dieses ermöglicht die Interaktion mit Korezeptoren , namentlich CXCR4 und CCR5 (letzterer ist nur auf Makrophagen zu finden). Dies wiederum bewirkt eine Konformationsänderung des viralen transmembranären Glykoproteins gp41, was daraufhin seine "Fusions-Domäne" offenbart. Ein weiterer Kofaktor des HIV-Eintritts können auch GSL sein, was eine Raft-Beteiligung an diesem Prozess erahnen lässt. Wahrscheinlich spielen sie eine Rolle in der Konformationsänderung. Die Blockade von HIV-Penetration durch Antikörper gegen bestimmte Glykosphingolipide scheint diese These zu unterstützen (7).

Weitere Aspekte bestätigen die Raft-Beteiligung an dem Virus-Eintritt.

CD4 ist unzweifelhaft eine Raft-assoziierte Komponente. CCR5 ebenfalls. Dieses gilt aber nicht für CXCR4. Untersuchungen kamen zu dem Ergebnis, dass bei normaler Körpertemperatur für die Assoziation von CD4 mit CXCR4 eine räumliche Veränderung von Proteinen und assoziierten Lipiden nötig ist (7). Daraus könnten dann die nötige Zellmembrandestabilisierung und folgende Fusion von ihr und Virusmembran resultieren.

Ein Fakt, der als Hinweis einer Raft-Beteiligung oft herangezogen wird, ist auch hier der Einfluss des Cholesterol-Spiegels auf den Vorgang, bei dem Raft-Beteiligung vermutet wird. Eine erniedrigte Cholesterol-Konzentration bewirkt eine Reduktion der HIV-Fähigkeit, gp120 und gp41 komplexieren zu lassen, was für die Fusion der viralen und zellulären Membranen notwendig ist.

Neben diesen direkten Rollen von Rafts im Virus-Eintritt, gibt es noch weitere, die für die Virus-Verbreitung entscheidend sind. Veränderte Konzentrationen von Rezeptoren, Korezeptoren und anderen beteiligten Proteinen sind hier zu nennen (7).

Ein wichtiges hier aufzuführendes Protein ist Nef. Es handelt sich dabei um ein virales Raft-assoziiertes Molekül. Drei Mechanismen werden angenommen, um die Rolle von Nef in der HIV-Pathogenese zu erklären: 1) Herunterregeln ("downregulation") von Zelloberflächenmolekülen; 2) Interferenz mit Signalkaskaden des Wirtes; 3) Nef-vermittelte Verstärkung der HIV-Replikation (8).

Wie an diesem Beispiel gut zu sehen ist, zieht sich der Einfluss von "Lipid Rafts" durch einen Grossteil der Virus-Vermehrung. Nicht nur beim Virus-Eintritt, sondern auch beim intrazellulären Zusammensetzen der Virus-Partikel und später bei der Knospung spielen sie eine Rolle.

Welchen Beitrag ihre Erforschung in Hinsicht auf therapeutische Aspekte leisten können, wird sich (hoffentlich) noch zeigen.

6.) ZUSAMMENFASSUNG

Was lernen wir nun aus "Lipid rafts?"

Grundlegend stellen wir wieder einmal fest, dass die Forschung, egal wieviel man sich mit einem Thema beschäftigt, immer wieder neue Fragen aufwirft. Das Aufzeigen der Grenzen des "Flüssig-Mosaik-Modells" offenbart dieses in vielfältiger Weise. Es ist eindrucksvoll zu sehen, wie sich anfänglich unscheinbare Strukturen zu geradezu grundlegenden Prinzipien entwickeln. Besonders im Bereich der Signaltransduktion, wo Proteine über lange Zeit hinweg als die mehr oder weniger allein entscheidenden Mediatoren angesehen wurden, ist ein großes Umdenken erfolgt. Der Fakt, dass "Lipid rafts" hier nicht nur fein modulierend, sondern grundlegend notwendig sind, hat die Membranforschung in ihrem Weg wesentlich beeinflusst.

Was bleibt sind nun also zahlreiche Fragen, von denen ich einige schon benannt habe.

Welche klaren Definitionen lassen sich für Rafts finden? Wie ist die Verbindung zwischen äusserem und innerem Anteil einer Membran mit Raft-Eigenschaften gewährleistet? Gibt es

Rafts auch in intrazellulären Organellen? Welche Signale sind die entscheidenden im gerichteten Membranstoffwechsel? Und die entscheidende Frage in der Medizin: Wie lässt sich das angesammelte Wissen über "Lipid raft" in Bezug auf neue therapeutische Methoden anwenden?

Wenn die Forschung weiter so schnell Erkenntnisse auf diesem Gebiet gewinnt, dann werden wir viele dieser Dinge in naher Zukunft wissen- und uns noch mehr Fragen zu stellen haben.

7.) LITERATURVERZEICHNIS

1. Edidin M. The state of lipid rafts: from model membranes to cells. Annu. Rev. Biophys. Biomol. Struct. 2003;32:257-83.

2. Simons K., Toomre D. Lipid rafts and signal transduction. Nature 2000;1:31-41.

3. Brown D. A., London E. Functions of lipid rafts in biological membranes. Annual Review of Cell and Development Biology 1998;14:111-36.

4. Simons K., Ehehalt R. Cholesterol, lipid rafts, and disease. J. Clin. Invest. 2002;110:597-603.

5. Pelkmans L., Helenius A. Insider information: what viruses tell us about endocytosis. Curr. Opin. Cell Biol. 2003;15:414-22.

6. Sheets E. D., Holowka D., Baird B. Membrane organization in immunoglobulin E receptor signaling. Current Opinion in Chemical Biology 1999;3:95-99.

7. Chazal N., Gerlier D. Virus entry, assembly, budding, and membrane rafts. Microbiology and Molecular Biology Reviews 2003;67:226-37.

8. Campbell S. M., Crowe S. M., Mak J. Lipid rafts and HIV-1: from viral entry to assembly of progeny virions. Journal of Clinical Virology 2001;22:217-27.